CASERO SALUDABLE COMIDA Y GOLOSINAS PARA PERROS LIBRO DE COCINA

Una guía completa con 50 sabrosas recetas para mantener a tu canino fuerte y vivir más tiempo

Justin P. Jackson

DERECHOS DE AUTOR

Copyright © 2024 por Justin P. Jackson Todos los derechos reservados.

Ninguna parte de este libro puede duplicarse, almacenarse en un sistema de recuperación ni transmitirse utilizando ninguna tecnología, incluidos métodos electrónicos, mecánicos, de fotocopia, grabación u otros, sin el consentimiento previo por escrito del editor.

TABLA DE CONTENIDO

INTRODUCCIÓN 6
EMPEZANDO 12
    ESENCIALES DE COCINA PARA PREPARAR COMIDA PARA PERROS 14
    ALMACENAMIENTO DE COMIDAS Y DELITOS CASEROS 15
    DETERMINACIÓN DE LAS PORCIONES Y TAMAÑOS DE LAS RACIONES 16
    NUTRICIÓN BÁSICA PARA PERROS 18
    VITAMINAS Y MINERALES 20
    HIDRATACIÓN 20
RECETAS DE COMIDA CASERA PARA PERROS 23
    Estofado de carne y verduras 23
    Delicia de Pollo y Arroz 26
    Puré De Salmón Y Camote 28
    Fiesta del pavo y la quinua 30
    Cena de cordero y calabaza 32
    Pato y Pera Gourmet 34
    Mezcla de venado y arándanos 36
    Mezcla de Conejo y Arroz Integral 38
    Mezcla de cerdo y manzana 40
    Potaje de pescado y guisantes 42
    Combo de búfalo y arándanos 44
    Mezcla de canguro y lentejas 46
    Bisonte y calabaza 48
    Delicia de arenque y remolacha 51
    Bowl de atún y brócoli 53

Sopa de hígado de pollo y cebada............55
Revuelto de corazón de res y espinacas.. 57
Mezcla de bacalao y judías verdes............59
Olla De Caballa Y Calabaza.................... 61
Guiso de cuello de pavo y zanahoria........ 63
RECETAS CASERAS DE TRATAMIENTOS PARA PERROS..66
Galletas De Calabaza Y Mantequilla De Maní.. 66
Galletas De Pollo Y Cheddar.................... 69
Chewies de camote y manzana................ 72
Nuggets de cordero y menta.....................74
Patatas fritas de pato y naranja................ 76
Hojaldres de cerdo y perejil.......................79
Golosinas de conejo y diente de león....... 82
Lonchas de venado y manzana................ 85
Muffins de búfalo y frambuesa.................. 88
Brochetas de canguro y guisantes dulces 91
Cecina de bisonte y mango.......................94
Galletas De Arenque Y Avena.................. 97
Palitos de atún y zanahoria.....................100
Cubitos de hígado de pavo y arándanos 103
Galletas de corazón de pollo y arroz.......106
Bocaditos de riñón de res y chirivía........ 109
Cuadritos de hígado de bacalao y espinacas... 112
Tiras De Caballa Y Calabacín................. 115
RECETAS ESPECIALES........................ 118
Cazuela de carne y calabacín sin cereales (sin cereales)..118

Puré de Camote y Pollo Cachorro
(Cachorro)... 121
Gachas Senior de Pavo y Avena (Perros
Senior)..124
Harina Digestiva Suave de Pescado y Arroz
(Estómagos Sensibles)............................... 126
Salud de caderas y articulaciones Estofado
de cordero y col rizada (perros mayores).....
128
Bayas y harina de salmón que estimulan el
cerebro (cachorros)....................................131
Delicia de cerdo y manzana sin cereales
(sin cereales)...134
Ensalada HeartHealthy de pollo y aguacate
(perros mayores).. 137
Revuelto de carne y huevos para el
crecimiento de cachorros (cachorro).......142
Sopa de calabaza y pato para personas
sensibles (estómagos sensibles)............ 145

INTEGRACIÓN DE SUPLEMENTOS EN LAS COMIDAS CASERAS PARA PERROS............. 147

INCORPORAR SUPERALIMENTOS A LA
DIETA DE TU PERRO................................. 149

TRANSICIÓN A LA COMIDA CASERA........153

INTERPRETAR LOS CAMBIOS EN LA SALUD
Y LA VITALIDAD.. 154

PERSONALIZACIÓN DE RECETAS PARA
NECESIDADES INDIVIDUALES.................. 155

CONCLUSIÓN....................................... 163

INTRODUCCIÓN

En los últimos años, ha habido un cambio significativo entre los dueños de perros hacia la preparación de comida y golosinas caseras para perros. Esta creciente tendencia no se trata sólo de mimar a las mascotas; surge de un deseo profundamente arraigado de brindarles a nuestros compañeros caninos la mejor nutrición y cuidado posibles. Preparar comidas y golosinas en casa permite a los dueños de perros agregar un toque personal a la dieta de su mascota, asegurando que la comida se prepare con amor y atención al detalle. Además, cuando los dueños se toman el tiempo de preparar las comidas de sus perros, obtienen una comprensión integral de los ingredientes que se utilizan, lo que les permite evitar los aditivos y conservantes dañinos que se encuentran en algunos productos comerciales.

Comprender la nutrición canina es la piedra angular para crear comidas equilibradas y saludables para perros. Al igual que los humanos, los perros tienen necesidades nutricionales específicas que deben satisfacer para garantizar su bienestar. Estas necesidades varían según la edad, la raza, el nivel de actividad y las condiciones de salud existentes del perro. Una dieta canina completa suele incluir un equilibrio adecuado de proteínas, grasas, carbohidratos, vitaminas y minerales. Las proteínas apoyan el crecimiento y la reparación de los músculos, las grasas proporcionan energía y ayudan a absorber ciertas vitaminas, los carbohidratos ofrecen una fuente de energía rápida y las vitaminas y minerales son cruciales para diversas funciones corporales.

Al comparar la comida casera para perros con las opciones compradas en la tienda, entran en juego varios factores clave. El valor nutricional está a la vanguardia; Las comidas caseras se pueden adaptar a las necesidades específicas de un perro, asegurando que cada comida sea rica en nutrientes y beneficiosa. La frescura es otra ventaja de la comida casera, ya que las comidas se pueden preparar con ingredientes frescos e integrales sin necesidad de conservantes ni rellenos. Por otro lado, algunos alimentos para perros comprados en tiendas, especialmente aquellos que se producen en masa, pueden contener conservantes y colorantes artificiales, así como rellenos que ofrecen poco valor nutricional.

Si bien hay alimentos comerciales para perros de alta calidad disponibles que cumplen con los estándares nutricionales veterinarios, preparar alimentos en casa permite una comprensión más íntima de lo que incluye la dieta de un perro. Fomenta un vínculo entre la mascota y el dueño, arraigado en el cuidado y el esfuerzo puestos en la preparación de las comidas. Sin embargo, es esencial que los propietarios que elijan este camino se informen sobre la nutrición canina o consulten con un veterinario para asegurarse de que sus comidas caseras sean nutricionalmente equilibradas y apropiadas para las necesidades individuales de su perro.

El movimiento hacia la comida y golosinas caseras para perros está impulsado por el deseo de brindar lo mejor a los miembros peludos de nuestra familia. Al comprender la nutrición canina y elegir preparar comidas en casa, los dueños de perros pueden mejorar la salud, la felicidad y la calidad de vida general de sus perros, fomentando un vínculo amoroso y enriquecedor en el proceso.

EMPEZANDO

Embarcarse en el viaje de preparar comida casera para perros requiere comprender los ingredientes clave que componen una dieta completa para su amigo canino. Cada categoría de ingredientes juega un papel vital en el mantenimiento de la salud de su perro:

1. *Proteínas*: Esenciales para el crecimiento, la reparación y la energía, las proteínas deben ser la piedra angular de la dieta de su perro. Las fuentes de alta calidad incluyen carnes magras como pollo, pavo, ternera y pescado. Las proteínas apoyan el mantenimiento y la reparación de los músculos, la producción de hormonas y la salud en general.

2. *Carbohidratos*: Si bien los perros no necesitan altos niveles de carbohidratos, pueden ser una fuente beneficiosa de fibra y energía. Opte por cereales integrales como arroz integral o avena y verduras como

batatas y guisantes, que aportan nutrientes esenciales y ayudan en la digestión.

3. *Grasas*: Las grasas saludables son cruciales para la energía, la función celular y la absorción de ciertas vitaminas. Fuentes como el aceite de pescado, la linaza y la grasa de pollo ofrecen ácidos grasos omega3 y omega6, lo que promueve la salud de la piel, el pelaje y la función de las articulaciones.

4. *Vitaminas y Minerales*: Estos son necesarios para diversas funciones corporales, incluida la salud ósea, la función nerviosa y la respuesta inmune. Incorporar una variedad de verduras, frutas y suplementos específicos puede ayudar a cubrir estas necesidades.

5. *Agua*: Asegúrese siempre de que su perro tenga acceso a agua limpia y fresca, ya que es esencial para la salud general.

ESENCIALES DE COCINA PARA PREPARAR COMIDA PARA PERROS

Cuchillos de calidad: Para picar, cortar en cubitos y rebanar ingredientes.

Tablas de cortar: Utilice tablas separadas para carnes y verduras para evitar la contaminación cruzada.

Ollas y sartenes grandes: Para cocinar cereales, verduras y carnes.

Tazas y cucharas medidoras: Para porciones precisas de ingredientes.

Procesador de alimentos o licuadora: Ideal para hacer puré de frutas, verduras y hacer delicias caseras.

Contenedores de almacenamiento: Para refrigerar o congelar comidas y golosinas.

ALMACENAMIENTO DE COMIDAS Y DELITOS CASEROS

Enfriarse: Deje que los alimentos se enfríen completamente antes de guardarlos.

Contenedores herméticos: Utilícelos para evitar la exposición al aire y guarde los alimentos en el frigorífico o el congelador.

Etiquetado: Fecha y etiqueta todos los contenedores para realizar un seguimiento de la frescura y la caducidad.

Congelación: Congele las porciones que no se consumirán dentro de unos días para conservar la frescura.

DETERMINACIÓN DE LAS PORCIONES Y TAMAÑOS DE LAS RACIONES

Tamaño y raza del perro: Las razas más grandes necesitan más alimento, mientras que las razas más pequeñas necesitan menos. Considere las necesidades dietéticas específicas de su perro según su raza.

Nivel de actividad: Los perros activos pueden necesitar más calorías que los sedentarios.

Edad: Los cachorros y los perros jóvenes tienen necesidades nutricionales diferentes a las de los perros adultos y mayores.

Consulta: En caso de duda, consulte a un veterinario para determinar el tamaño de las porciones adecuadas y asegurarse de que la dieta de su perro sea equilibrada y se adapte a sus necesidades específicas.

Al comprender estos componentes clave, estará bien equipado para comenzar a preparar comidas y golosinas caseras nutritivas y equilibradas para su perro, asegurándose de que se mantenga feliz y saludable.

NUTRICIÓN BÁSICA PARA PERROS

Comprender el papel de las proteínas, las grasas y los carbohidratos en la dieta de un perro es esencial para su salud y bienestar general:

1**Proteínas**: Las proteínas son fundamentales para construir y reparar tejidos, producir hormonas y enzimas y apoyar la función inmune. Deben ser de alta calidad y fácilmente digeribles, siendo las fuentes ideales carnes magras como pollo, ternera, pavo y pescado, así como huevos y algunos productos lácteos. El contenido de proteínas debe ajustarse según la etapa de vida del perro, y los cachorros y las razas activas requieren más.

2. *Grasas*: Las grasas proporcionan la forma más concentrada de energía en la dieta de un perro, apoyan la estructura celular, promueven la absorción de nutrientes y mejoran el sabor. Los ácidos

grasos esenciales, como omega3 y omega6, son cruciales para la función cerebral, la salud de la piel y la calidad del pelaje. Buenas fuentes incluyen aceite de pescado, aceite de linaza y grasa de pollo. Sin embargo, es importante equilibrar la ingesta de grasas para prevenir la obesidad, especialmente en perros menos activos.

3. *Carbohidratos*: Si bien no son una fuente de energía primaria como en los humanos, los carbohidratos proporcionan fibra, favorecen la digestión y pueden ofrecer energía adicional. Deben provenir de cereales integrales, verduras y frutas, en lugar de cereales o rellenos procesados. Los cereales integrales como el arroz integral y la avena, junto con verduras como las zanahorias y las batatas, son opciones beneficiosas.

VITAMINAS Y MINERALES

Calcio y fósforo: Vital para la salud y el desarrollo de los huesos, especialmente en cachorros en crecimiento y adultos activos.

Potasio: Apoya la función nerviosa y la salud muscular.

Hierro: Esencial para el transporte de oxígeno en la sangre.

Vitamina A: Importante para la visión y la función inmune.

Vitamina D: Crítico para la salud ósea y la absorción de calcio.

Vitamina E: Actúa como antioxidante, favoreciendo la salud de la piel y el pelaje.

HIDRATACIÓN

El agua es crucial para la supervivencia de un perro, ya que ayuda en la digestión, la absorción de nutrientes y la regulación de la temperatura. Los perros siempre deben tener acceso a agua limpia y fresca. Una pauta general es que un perro necesita aproximadamente una onza de agua por libra de peso corporal por día, pero esto puede variar según el nivel de actividad, la dieta y las condiciones ambientales.

ALIMENTOS TÓXICOS Y NOCIVOS
Varios alimentos humanos comunes son tóxicos para los perros y deben evitarse:

Chocolate: Contiene teobromina, que es tóxica para los perros.
Cebollas y Ajo: Puede causar anemia al dañar los glóbulos rojos.
Uvas y Pasas: Tóxico y puede provocar insuficiencia renal.
Xilitol: Un edulcorante artificial que se encuentra en muchos productos sin azúcar, es tóxico y puede provocar insuficiencia hepática.
Palta: Contiene persina, que puede causar irritación gastrointestinal.
Alcohol y cafeína: Puede ser muy peligroso y causar daños al sistema nervioso.

ALTERNATIVAS MÁS SEGURAS

En lugar de estos artículos dañinos, ofrézcale frutas y verduras seguras para perros, como manzanas (sin semillas), zanahorias o arándanos como golosinas. Introduzca siempre nuevos alimentos de forma gradual y moderada para controlar cualquier reacción adversa.

Al comprender estos conceptos básicos de nutrición, podrá asegurarse de que su perro reciba una dieta equilibrada que respalde su salud y vitalidad.

RECETAS DE COMIDA CASERA PARA PERROS

Estofado de carne y verduras

Descripción: Una comida abundante y nutritiva repleta de carne de res rica en proteínas y una variedad de vegetales para proporcionar vitaminas y minerales esenciales.

Ingredientes:
★ 2 libras de carne de res magra, cortada en trozos pequeños
★ 1 camote, cortado en cubitos
★ 2 zanahorias, en rodajas
★ 1 taza de guisantes
★ tazas de caldo de carne bajo en sodio

Método de preparación:
1. Dorar los trozos de carne en una olla grande a fuego medio.
2. Agregue el caldo de res y deje hervir.
3. Reduzca el fuego y agregue el boniato, las zanahorias y los guisantes.
4. Cocine a fuego lento hasta que las verduras estén tiernas y la carne bien cocida, aproximadamente 45 minutos.

➢ Tiempo de preparación: 15 minutos
➢ Tiempo de cocción: 60 minutos
➢ Tamaño de la porción: Aproximadamente 6 porciones

Información nutricional: Rica en proteínas, vitaminas A y C y fibra.

Consejos: Asegúrese de que todas las verduras estén bien cocidas para maximizar la digestibilidad de su perro.

Delicia de Pollo y Arroz

Descripción: Una comida sencilla y digerible ideal para perros con estómagos sensibles, que combina proteínas magras de pollo y carbohidratos de arroz.

Ingredientes:
★ 2 libras de pechugas de pollo deshuesadas y sin piel
★ 2 tazas de arroz integral
★ 1 taza de zanahorias picadas
★ 4 tazas de agua

Método de preparación:
1. Cocine el arroz integral según las instrucciones del paquete.
2. En una olla grande, hierva las pechugas de pollo en agua hasta que estén completamente cocidas, luego desmenúcelas.
3. Combine el pollo cocido, el arroz y las zanahorias en la olla.

4. Cocine a fuego lento durante 10 minutos más, revolviendo ocasionalmente.

➤ Tiempo de preparación: 10 minutos
➤ Tiempo de cocción: 50 minutos
➤ Tamaño de la porción: Aproximadamente 6 porciones

Información nutricional: Alto en proteínas, con nutrientes esenciales provenientes de zanahorias y arroz integral.

Consejos: Triture el pollo finamente para evitar riesgos de asfixia y facilitar la digestión.

Puré De Salmón Y Camote

Descripción: Una comida rica en nutrientes que contiene ácidos grasos omega3 del salmón y vitaminas de las batatas.

Ingredientes:
- ★ 2 libras de filetes de salmón, sin piel
- ★ 2 batatas grandes, peladas y cortadas en cubitos
- ★ 1 taza de espinacas picadas
- ★ 1 cucharada de aceite de oliva

Método de preparación:
1. Cocine al vapor o hierva las batatas hasta que estén tiernas.
2. Hornee el salmón a 375°F durante 20 minutos o hasta que se desmenuce fácilmente.
3. Triture las batatas con aceite de oliva y luego mezcle las espinacas picadas.
4. Desmenuzar el salmón cocido y combinar con el puré de camote.

- PAGTiempo de repetición: 15 minutos
- Tiempo de cocción: 40 minutos
- Tamaño de la porción: Aproximadamente 6 porciones

Información nutricional: Alto en ácidos grasos omega3, betacaroteno y vitaminas.

Consejos: Asegúrese de quitar todas las espinas del salmón para evitar asfixia.

Fiesta del pavo y la quinua

Descripción: Una comida magra de proteínas con pavo y quinua rica en nutrientes, perfecta para perros activos.

Ingredientes:
★ 2 libras de pavo molido
★ 2 tazas de quinua cocida
★ 1 taza de calabacín picado
★ 1 cucharada de aceite de coco

Método de preparación:
1. En una sartén grande, cocine el pavo molido en aceite de coco hasta que se dore.
2. Agregue la quinua cocida y el calabacín picado, revolviendo hasta que el calabacín esté suave.
3. Deje que la mezcla se enfríe antes de servir.

➤ Tiempo de preparación: 10 minutos

- Tiempo de cocción: 30 minutos
- Tamaño de la porción: Aproximadamente 6 porciones

Información nutricional: Alto en proteínas y aminoácidos esenciales, con una buena fuente de fibra y minerales provenientes de la quinua.

Consejos: La quinua se debe enjuagar bien antes de cocinarla para eliminar las saponinas de sabor amargo.

Cena de cordero y calabaza

Descripción: Una comida deliciosa y reconfortante con cordero rico en proteínas y calabaza repleta de fibra, ideal para la salud digestiva.

Ingredientes:
- ★ 2 libras de cordero molido
- ★ 2 tazas de calabaza enlatada (sin azúcar ni especias)
- ★ 1 taza de judías verdes picadas
- ★ 1 cucharada de aceite de oliva

Método de preparación:
1. En una sartén grande, cocine el cordero molido en aceite de oliva hasta que esté completamente dorado.
2. Agregue la calabaza enlatada y las judías verdes picadas y cocine hasta que las judías estén tiernas.

3. Deje que la mezcla se enfríe antes de servir.

➤ Tiempo de preparación: 10 minutos
➤ Tiempo de cocción: 30 minutos
➤ Tamaño de la porción: Aproximadamente 6 porciones

Información nutricional: Rico en proteínas, vitamina A y fibra, que favorece tanto la salud muscular como la digestión.

Consejos: Asegúrese de que la calabaza sea simple y no la variedad de relleno de pastel, que contiene azúcares y especias agregadas.

Pato y Pera Gourmet

Descripción: Una novedosa fuente de proteínas combinada con peras dulces, que ofrece una comida gourmet para perros con gusto por la variedad.

Ingredientes:
- ★ 2 libras de carne de pato, deshuesada y cortada en cubitos
- ★ 2 peras maduras, sin corazón y cortadas en cubitos
- ★ 1 taza de cebada cocida
- ★ 1 cucharada de aceite de linaza

Método de preparación:
1. Cocine la carne de pato en una sartén a fuego medio hasta que esté completamente cocida.
2. Incorpora la cebada cocida y las peras cortadas en cubitos.
3. Rocíe con aceite de linaza antes de servir.

➢ Tiempo de preparación: 15 minutos

➤ Tiempo de cocción: 30 minutos
➤ Tamaño de la porción: Aproximadamente 6 porciones

Información nutricional:
Aporta proteínas de alta calidad, ácidos grasos esenciales y fibra dietética.

Consejos: Asegúrese de quitar todos los huesos del pato para evitar riesgos de asfixia y obstrucción gastrointestinal.

Mezcla de venado y arándanos

Descripción: Carne de venado magra combinada con arándanos ricos en antioxidantes, creando una comida rica en nutrientes para perros.

Ingredientes:
- ★ 2 libras de venado molido
- ★ 1 taza de arándanos
- ★ 1 taza de mijo cocido
- ★ 1 cucharada de aceite de oliva

Método de preparación:
1. Dorar la carne de venado molida en una sartén con aceite de oliva.
2. Una vez cocido, agregue el mijo cocido y los arándanos.
3. Remueve la mezcla a fuego lento durante unos minutos antes de servir.

➢ Tiempo de preparación: 10 minutos

- Tiempo de cocción: 25 minutos
- Tamaño de la porción: Aproximadamente 6 porciones

Información nutricional: Alto en proteínas, antioxidantes y fibra, apoyando la salud y el bienestar general.

Consejos: Los arándanos se deben lavar bien y el mijo se debe cocinar hasta que esté tierno.

Mezcla de Conejo y Arroz Integral

Descripción: Una fuente de proteínas altamente digerible, el conejo, combinado con arroz integral, ofrece una comida saludable para perros.

Ingredientes:
★ 2 libras de carne de conejo, cortada en cubitos
★ 2 tazas de arroz integral cocido
★ 1 taza de zanahorias picadas
★ 1 cucharada de aceite de coco

Método de preparación:
1. Cocine la carne de conejo en aceite de coco hasta que esté bien cocida.
2. Agregue el arroz integral cocido y las zanahorias cortadas en cubitos a la olla.
3. Cocine a fuego lento la mezcla durante unos minutos, permitiendo que los sabores se mezclen.

➢ Tiempo de preparación: 15 minutos
➢ Tiempo de cocción: 40 minutos
➢ Tamaño de la porción: Aproximadamente 6 porciones

Información nutricional:
Aporta proteínas esenciales, carbohidratos complejos y betacaroteno.

Consejos: Asegúrese de que la carne de conejo esté bien cocida para evitar enfermedades transmitidas por los alimentos.

Mezcla de cerdo y manzana

Descripción: Una combinación salada y dulce, este plato combina carne de cerdo magra con manzanas para una comida rica en proteínas y fibra.

Ingredientes:
- ★ 2 libras de carne magra de cerdo, en cubitos
- ★ 2 manzanas, sin corazón y en rodajas
- ★ 1 taza de quinua cocida
- ★ 1 cucharada de aceite de oliva

Método de preparación:
1. Dorar los dados de cerdo en aceite de oliva hasta que estén completamente cocidos.
2. Agregue las manzanas en rodajas y la quinua cocida al cerdo, revolviendo suavemente.
3. Cocine la mezcla por 10 minutos más a fuego lento.

➤ Tiempo de preparación: 15 minutos
➤ Tiempo de cocción: 35 minutos
➤ Tamaño de la porción: Aproximadamente 6 porciones

Información nutricional: Una excelente fuente de proteínas, fibra dietética y nutrientes esenciales.

Consejos: Elija manzanas firmes que conserven algo de textura después de cocinarlas, como Fuji o Granny Smith.

Potaje de pescado y guisantes

Descripción: Una comida ligera pero nutritiva que incluye pescado como fuente de proteína magra y guisantes como vitamina y fibra.

Ingredientes
★ 2 libras de pescado blanco (por ejemplo, bacalao, tilapia), deshuesado y cortado en cubitos
★ 1 taza de guisantes verdes
★ 2 tazas de puré de papas
★ 1 cucharada de aceite de pescado

Método de preparación:
1. Cocine el pescado en una vaporera o hornee hasta que esté escamoso.
2. Mezclar el pescado cocido con puré de patatas y guisantes.
3. Rocíe con aceite de pescado antes de servir para agregar ácidos grasos omega3.

➢ Tiempo de preparación: 20 minutos

➢ Tiempo de cocción: 30 minutos
➢ Tamaño de la porción: Aproximadamente 6 porciones

Información nutricional: Ofrece proteínas magras, ácidos grasos omega3 y vitaminas esenciales de los guisantes.

Consejos: Asegúrese de quitar meticulosamente todas las espinas del pescado para evitar cualquier riesgo de lesiones.

Combo de búfalo y arándanos

Descripción: Una nueva fuente de proteínas combinada con arándanos ricos en antioxidantes, que proporciona una opción de comida magra y rica en nutrientes.

Ingredientes:
- ★ 2 libras de búfalo molido
- ★ 1 taza de arándanos frescos (o arándanos secos sin azúcar si no hay frescos disponibles)
- ★ 1 taza de avena cocida
- ★ 1 cucharada de aceite de oliva

Método de preparación:
1. Cocine el búfalo molido en una sartén con aceite de oliva hasta que esté completamente dorado.
2. Agregue la avena cocida y los arándanos, calentando bien.
3. Deje que la mezcla se enfríe antes de servir, asegurándose de que los arándanos estén bien distribuidos.

➢ Tiempo de preparación: 10 minutos
➢ Tiempo de cocción: 25 minutos
➢ Tamaño de la porción: Aproximadamente 6 porciones

Información nutricional: Rico en proteínas, antioxidantes y fibra, que favorece la salud del corazón y del tracto urinario.

Consejos: Si usa arándanos secos, asegúrese de que no estén endulzados y rehidrátelos ligeramente en agua tibia antes de usarlos.

Mezcla de canguro y lentejas

Descripción: Una fuente de proteína exótica y magra, el canguro, combinada con lentejas ricas en fibra, creando una comida abundante y nutritiva.

Ingredientes:
★ 2 libras de carne de canguro, cortada en cubitos
★ 1 taza de lentejas cocidas
★ 1 taza de calabaza picada
★ 1 cucharada de aceite de coco

Método de preparación:
1. Cocine la carne de canguro en aceite de coco hasta que esté bien dorada.
2. Agregue las lentejas cocidas y la calabaza cortada en cubitos a la sartén y cocine a fuego lento hasta que la calabaza esté suave.
3. Licue bien los ingredientes, asegurando una mezcla uniforme.

➢ Tiempo de preparación: 15 minutos

➤ Tiempo de cocción: 40 minutos
➤ Tamaño de la porción: Aproximadamente 6 porciones

Información nutricional: Ofrece proteínas, hierro y fibra dietética de alta calidad.

Consejos: La carne de canguro se debe cocinar suavemente para conservar la ternura y la humedad.

Bisonte y calabaza

Descripción: Esta receta saludable combina bisonte magro y rico en proteínas con calabaza dulce y rica en nutrientes, ofreciendo una comida equilibrada y sabrosa para su perro. Es particularmente beneficioso por su alto contenido de proteínas y betacaroteno de la calabaza, que favorecen la salud muscular y la visión.

Ingredientes:
- ★ 2 libras de bisonte molido
- ★ 2 tazas de calabaza en cubitos
- ★ 1 taza de col rizada picada
- ★ 4 tazas de caldo de carne o de verduras bajo en sodio
- ★ 1 cucharada de aceite de oliva

Método de preparación:
1. Calienta el aceite de oliva en una olla grande a fuego medio. Agrega el bisonte

molido y cocina hasta que se dore, partiéndolo en trozos pequeños mientras se cocina.

2. Una vez que el bisonte esté cocido, agregue el caldo y hierva la mezcla.

3. Agregue la calabaza en cubos y cocine a fuego lento durante unos 15 minutos o hasta que la calabaza esté tierna.

4. Agregue la col rizada picada y continúe cocinando durante otros 5 minutos hasta que la col rizada se ablande y esté tierna.

5. Retira la olla del fuego y deja que el guiso se enfríe a temperatura ambiente antes de servir.

➢ Tiempo de preparación: 15 minutos
➢ Tiempo de cocción: 30 minutos
➢ Tamaño de la porción: Rinde aproximadamente 6 porciones

Información nutricional: Rico en proteínas magras, rico en vitaminas A, C y K, y que proporciona un buen contenido de fibra.

Consejos: Asegúrese siempre de que la calabaza esté lo suficientemente suave como para que su perro la digiera fácilmente, pero no demasiado cocida hasta el punto de perder nutrientes.

El bisonte debe cocinarse bien para evitar cualquier posible contaminación bacteriana.

Esta comida se puede almacenar en el refrigerador hasta por 5 días o congelar para un almacenamiento más prolongado. Asegúrese de dividir las comidas en porciones según el tamaño y las necesidades dietéticas de su perro.

Delicia de arenque y remolacha

Descripción: Una comida llena de nutrientes que incluye arenque rico en omega3 y remolacha llena de fibra, que favorece la salud cardiovascular.

Ingredientes:
★ 2 libras de arenque, limpio y deshuesado
★ 1 taza de remolacha picada
★ 1 taza de arroz integral cocido
★ 1 cucharada de aceite de linaza

Método de preparación:
1. Hornee el arenque en el horno a 375°F hasta que esté bien cocido.
2. Mezcle el arenque cocido con la remolacha picada y el arroz integral en un bol.

3. Rocíe con aceite de linaza, asegurando una cobertura uniforme.
4. Deje enfriar antes de servir, partiendo el arenque en trozos pequeños y manejables.

- Tiempo de preparación: 20 minutos
- Tiempo de cocción: 30 minutos
- Tamaño de la porción: Aproximadamente 6 porciones

Información nutricional:
Aporta ácidos grasos esenciales omega3, fibra y fitonutrientes.

Consejos: Revise minuciosamente el arenque para asegurarse de que se hayan quitado todas las espinas y evitar asfixia.

Bowl de atún y brócoli

Descripción: Una mezcla de proteína magra de atún y nutrientes esenciales de brócoli, ideal para una dieta canina equilibrada.

Ingredientes:
★ 2 libras de atún enlatado en agua, escurrido
★ 1 taza de brócoli picado, al vapor
★ 1 taza de quinua cocida
★ 1 cucharada de aceite de oliva

Método de preparación:
1. En un tazón grande, combine el atún, el brócoli al vapor y la quinua cocida.
2. Agregue aceite de oliva y mezcle bien para cubrir uniformemente.
3. Sirva a temperatura ambiente para asegurar un sabor óptimo y una retención de nutrientes.

➤ Tiempo de preparación: 10 minutos
➤ Tiempo de cocción: 20 minutos (principalmente para quinua y brócoli)
➤ Tamaño de la porción: Aproximadamente 6 porciones

Información nutricional: Rico en proteínas, ácidos grasos omega3 y vitaminas A y C.

Consejos: Asegúrese de que el brócoli esté cocido hasta que esté tierno para ayudar en la digestión pero aún con un color vibrante para retener los nutrientes.

Sopa de hígado de pollo y cebada

Descripción: Una sopa rica en nutrientes que ofrece proteínas de alta calidad procedentes del hígado de pollo y cereales saludables de cebada.

Ingredientes:
- ★ 1 libra de hígado de pollo, limpio y recortado
- ★ 1 taza de cebada
- ★ 2 zanahorias, cortadas en cubitos
- ★ 4 tazas de caldo de pollo bajo en sodio
- ★ 1 cucharada de aceite de oliva

Método de preparación:
1. En una olla, saltee el hígado de pollo en aceite de oliva hasta que esté cocido.
2. Agrega el caldo de pollo, la cebada y las zanahorias picadas.

3. Cocine a fuego lento hasta que la cebada esté tierna y las zanahorias bien cocidas, aproximadamente 30 minutos.
4. Deje que la sopa se enfríe antes de servir, asegurándose de que esté tibia pero no caliente.

➢ Tiempo de preparación: 10 minutos
➢ Tiempo de cocción: 40 minutos
➢ Tamaño de la porción: Aproximadamente 6 porciones

Información nutricional: Alto en proteínas, hierro y vitaminas A y B.

Consejos: Asegúrese de que el hígado de pollo esté completamente cocido para evitar cualquier riesgo bacteriano, pero evite cocinarlo demasiado, lo que puede provocar la pérdida de nutrientes.

Revuelto de corazón de res y espinacas

Descripción: Una comida abundante que utiliza corazón de res, una excelente fuente de proteínas, combinado con espinacas ricas en hierro.

Ingredientes:
- ★ 2 libras de corazón de res, cortado y en cubos
- ★ 2 tazas de espinacas, lavadas y picadas
- ★ 1 taza de batatas cortadas en cubitos
- ★ 1 cucharada de aceite de coco

Método de preparación:
1. En una sartén grande, saltee los cubos de corazón de res en aceite de coco hasta que se doren.
2. Añade los boniatos cortados en cubitos y un poco de agua, tapa y cocina hasta que estén tiernos.

3. Agregue las espinacas y cocine hasta que se ablanden.
4. Enfríe la mezcla antes de servir para asegurarse de que esté a una temperatura segura.

➤ Tiempo de preparación: 15 minutos
➤ Tiempo de cocción: 40 minutos
➤ Tamaño de la porción: Aproximadamente 6 porciones

Información nutricional: Rica en proteínas, hierro, potasio y vitaminas.

Consejos: El corazón de res es una proteína magra, pero debe cocinarse lentamente para mantener la ternura.

Mezcla de bacalao y judías verdes

Descripción: Una comida ligera y saludable con proteína magra de bacalao y fibra de judías verdes.

Ingredientes:
★ 2 libras de filetes de bacalao
★ 2 tazas de judías verdes, cortadas
★ 1 taza de arroz integral cocido
★ 1 cucharada de aceite de oliva

Método de preparación:
1. Hornee el bacalao a 375°F hasta que se desmenuce fácilmente con un tenedor.
2. Cocine las judías verdes al vapor hasta que estén tiernas pero crujientes.
3. En un tazón grande, mezcle suavemente el bacalao, las judías verdes y el arroz integral cocido.
4. Rocíe con aceite de oliva antes de servir.

➤ Tiempo de preparación: 10 minutos
➤ Tiempo de cocción: 25 minutos
➤ Tamaño de la porción: Aproximadamente 6 porciones

Información nutricional: Ofrece ácidos grasos omega3, proteínas y vitaminas A, C y K.

Consejos: Evite cocinar demasiado el bacalao para evitar que se seque.

Olla De Caballa Y Calabaza

Descripción: Un plato temático de otoño que contiene caballa rica en omega 3 con calabaza rica en fibra para una dieta equilibrada.

Ingredientes:
★ 2 libras de caballa, limpia y fileteada
★ 2 tazas de calabaza, en cubos
★ 1 taza de mijo, cocido
★ 1 cucharada de aceite de linaza

Método de preparación:
1. Hornee la caballa a 350°F hasta que esté bien cocida.
2. Cocine al vapor los cubos de calabaza hasta que estén suaves.
3. En un bol grande, mezcle la caballa, la calabaza y el mijo.
4. Rocíe con aceite de linaza, asegurando una distribución uniforme.

- Tiempo de preparación: 15 minutos
- Tiempo de cocción: 35 minutos
- Tamaño de la porción: Aproximadamente 6 porciones

Información nutricional: Alto en ácidos grasos omega3, betacaroteno y fibra.

Consejos: Asegúrese de quitar todas las espinas de la caballa para evitar cualquier riesgo de asfixia.

Guiso de cuello de pavo y zanahoria

Descripción: Un guiso rico en nutrientes elaborado con cuellos de pavo, que proporciona glucosamina para la salud de las articulaciones, combinado con zanahorias para obtener betacaroteno.

Ingredientes:
- ★ 2 libras de cuellos de pavo, bien limpios
- ★ 2 tazas de zanahorias picadas
- ★ 1 taza de apio cortado en cubitos
- ★ 4 tazas de caldo de pollo o pavo bajo en sodio
- ★ 1 cucharada de aceite de oliva

Método de preparación:
1. En una olla grande, dore los cuellos de pavo en aceite de oliva a fuego medio.
2. Agrega el caldo de pollo o pavo, las zanahorias y el apio.

3. Deje hervir la mezcla, luego reduzca el fuego y cocine a fuego lento durante al menos 1 hora hasta que la carne esté tierna y se desprenda del hueso.
4. Retire los cuellos de pavo, déjelos enfriar y luego retire meticulosamente la carne de los huesos, desechando los huesos.
5. Regrese la carne a la olla, revuelva bien y caliente antes de servir.

➢ Tiempo de preparación: 20 minutos
➢ Tiempo de cocción: más de 1 hora
➢ Tamaño de la porción: Aproximadamente 6 porciones

Información nutricional: Rica en proteínas, glucosamina para la salud de las articulaciones y vitaminas A y C procedentes de la zanahoria.

Consejos: Asegúrese de quitar todos los huesos del guiso para evitar cualquier riesgo de asfixia o lesiones internas. El tiempo de cocción más prolongado ayuda a que la carne del cuello de pavo quede tierna y segura para que la coma su perro.

RECETAS CASERAS DE TRATAMIENTOS PARA PERROS

Galletas De Calabaza Y Mantequilla De Maní

Descripción: Estas galletas combinan los sabores de la mantequilla de maní y la calabaza, creando una delicia deliciosa y nutritiva perfecta para cualquier perro.

Ingredientes:
- ★ 2 tazas de harina integral
- ★ 1 taza de calabaza enlatada (sin azúcar ni especias)
- ★ 1/2 taza de mantequilla de maní natural (sin xilitol)
- ★ 1 huevo

Método de preparación:
1. Precalienta tu horno a 350°F (175°C).
2. En un tazón grande, mezcle la harina, la calabaza, la mantequilla de maní y el huevo hasta que estén bien combinados.
3. Extienda la masa sobre una superficie enharinada hasta que tenga un grosor de aproximadamente 1/4 de pulgada.
4. Corte en formas con un cortador de galletas y colóquelas en una bandeja para hornear forrada con papel pergamino.
5. Hornea por 2025 minutos o hasta que los bordes estén dorados.
6. Deje que las galletas se enfríen antes de servirlas o guardarlas.

➤ Tiempo de preparación: 10 minutos
➤ Tiempo de cocción: 25 minutos
➤ Tamaño de la porción: Varía según el tamaño de las galletas; la receta normalmente rinde alrededor de 2 docenas.

Información nutricional: Rica en fibra y proteínas, con el beneficio adicional de las grasas saludables de la mantequilla de maní natural.

Consejos: Asegúrese de que la mantequilla de maní no contenga xilitol, ya que el xilitol es tóxico para los perros. Siempre permita que las golosinas se enfríen completamente antes de alimentarlas.

Galletas De Pollo Y Cheddar

Descripción: Sabrosas y llenas de sabor, estas galletas son una excelente manera de mimar a tu perro y al mismo tiempo brindarle un refrigerio lleno de proteínas.

Ingredientes:
- ★ 2 tazas de harina de avena
- ★ 1/2 taza de pollo cocido desmenuzado
- ★ 1/2 taza de queso cheddar rallado
- ★ 1 huevo
- ★ 1/4 taza de agua o caldo de pollo para darle más sabor

Método de preparación:
1. Precalienta el horno a 350°F (175°C).
2. Combine todos los ingredientes en un tazón grande hasta que se forme una masa. Si la masa está demasiado seca, añade un poco más de agua o caldo.

3. Extiende la masa y usa un cortador de galletas para crear formas.

4. Coloque las galletas en una bandeja para hornear forrada con papel pergamino y hornee durante 15-20 minutos o hasta que estén crujientes.

5. Enfríe las galletas completamente antes de servir.

★ Tiempo de preparación: 15 minutos
★ Tiempo de cocción: 20 minutos
★ Tamaño de la porción: Rinde entre 20 y 24 galletas, según el tamaño.

Información nutricional: Alto en proteínas y calcio, con las bondades del grano integral de la harina de avena.

Consejos: asegúrese de que el pollo esté bien cocido y enfriado antes de agregarlo a la mezcla. Evite el uso de quesos ricos en grasas o con sal y condimentos añadidos.

Chewies de camote y manzana

Descripción: Estas golosinas masticables combinan la dulzura natural y los nutrientes de las batatas y las manzanas, ofreciendo un refrigerio rico en fibra para su perro.

Ingredientes:
- ★ 2 batatas medianas, cocidas y trituradas
- ★ 1 manzana rallada
- ★ 2 tazas de harina de avena
- ★ 1 huevo
- ★ 1/4 taza de puré de manzana sin azúcar

Método de preparación:
1. Precalienta el horno a 350°F (175°C).
2. En un tazón grande, mezcle el puré de camote, la manzana rallada, la harina de avena, el huevo y el puré de manzana hasta que estén bien combinados.

3. Enrolle la mezcla en bolitas y aplánelas sobre una bandeja para hornear forrada con papel pergamino.
4. Hornee durante 25-30 minutos o hasta que esté firme y masticable.
5. Deje que las golosinas se enfríen por completo antes de servir.

- Tiempo de preparación: 20 minutos
- Tiempo de cocción: 30 minutos
- Tamaño de la porción: Rinde aproximadamente 24 masticables, según el tamaño.

Información nutricional: Rico en fibra dietética, vitaminas A y C y antioxidantes.

Consejos: asegúrese de que las batatas estén bien cocidas para realzar su dulzor natural y hacerlas más fáciles de digerir.

Nuggets de cordero y menta

Descripción: Estos sabrosos nuggets combinan la riqueza del cordero con la frescura de la menta, proporcionando una delicia repleta de proteínas con beneficios digestivos.

Ingredientes:
- ★ 1 libra de cordero molido
- ★ 1/4 taza de hojas de menta fresca, finamente picadas
- ★ 1 taza de harina integral
- ★ 1 huevo
- ★ 2 cucharadas de aceite de oliva

Método de preparación:
1. Precalienta el horno a 375°F (190°C).
2. En un bol, mezcle el cordero molido, la menta, la harina, el huevo y el aceite de oliva hasta que estén bien combinados.
3. Forme pepitas pequeñas con la mezcla y colóquelas en una bandeja para hornear engrasada.

4. Hornee por 20 minutos o hasta que los nuggets estén bien cocidos y ligeramente dorados.
5. Deje que se enfríe por completo antes de servir.

➢ Tiempo de preparación: 15 minutos
➢ Tiempo de cocción: 20 minutos
➢ Tamaño de la porción: Rinde unas 30 pepitas, según el tamaño.

Información nutricional: Rica en proteínas, hierro y ácidos grasos esenciales.

Consejos: La menta fresca puede ayudar a aliviar los problemas digestivos y refrescar el aliento de su perro, lo que hace que estas golosinas sean beneficiosas para el bienestar general.

Patatas fritas de pato y naranja

Descripción: Estas delicias únicas combinan el rico sabor del pato con un toque cítrico de las naranjas, ofreciendo un refrigerio sabroso y aromático.

Ingredientes:
- ★ 2 tazas de pechuga de pato, cocida y finamente picada
- ★ Ralladura de 1 naranja
- ★ 1 taza de harina de arroz
- ★ 1 huevo
- ★ 1/4 taza de agua

Método de preparación:
1. Precalienta el horno a 350°F (175°C).
2. En un tazón, combine el pato, la ralladura de naranja, la harina de arroz, el huevo y el agua hasta que se forme una masa.
3. Estire la masa y córtela en las formas deseadas con un cortador de galletas.

4. Coloque las patatas fritas en una bandeja para hornear forrada con papel pergamino y hornee durante 20-25 minutos hasta que estén crujientes.
5. Deje que las golosinas se enfríen por completo antes de servir.

➤ Tiempo de preparación: 20 minutos
➤ Tiempo de cocción: 25 minutos
➤ Tamaño de la porción: Rinde entre 20 y 25 patatas fritas, según el tamaño.

Información nutricional: Alto en proteínas y rico en sabor, con un toque de vitamina C procedente de la ralladura de naranja.

Consejos: Asegúrese de que el pato esté bien cocido antes de cortarlo y agregarlo a la mezcla. La ralladura de naranja se debe rallar finamente para distribuirla uniformemente por todas las golosinas.

Hojaldres de cerdo y perejil

Descripción: Estos bocados ligeros y aireados son perfectos para perros que prefieren golosinas más suaves, con carne de cerdo magra y perejil fresco para mayor frescura.

Ingredientes:
- ★ 1 libra de carne de cerdo molida, cocida y escurrida
- ★ 1/4 taza de perejil fresco finamente picado
- ★ 2 tazas de harina integral
- ★ 1 cucharadita de polvo para hornear
- ★ 2 huevos
- ★ 1/2 taza de caldo de pollo bajo en sodio

Método de preparación:
1. Precalienta el horno a 350°F (175°C).
2. En un tazón, mezcle la carne de cerdo cocida, el perejil, la harina, el polvo para

hornear, los huevos y el caldo de pollo hasta que estén bien combinados.
3. Deje caer cucharadas de la mezcla en una bandeja para hornear engrasada, formando pequeñas bolitas.
4. Hornee durante 15-20 minutos o hasta que los hojaldres estén dorados y cuajados.
5. Deje enfriar completamente antes de servir.

➤ Tiempo de preparación: 15 minutos
➤ Tiempo de cocción: 20 minutos
➤ Tamaño de la porción: Rinde aproximadamente 24 bocanadas, según el tamaño.

Información nutricional: Proporciona proteínas y nutrientes esenciales, y el perejil ofrece beneficios para el aliento fresco.

Consejos: Asegúrese de que la carne de cerdo sea magra para mantener las golosinas con menos contenido de grasa. El perejil es excelente para refrescar el aliento, pero debe usarse con moderación.

Golosinas de conejo y diente de león

Descripción: Una nueva fuente de proteínas como el conejo combinada con los beneficios nutricionales de las hojas de diente de león, estas golosinas son excelentes para perros con sensibilidades o aquellos que siguen una dieta proteica novedosa.

Ingredientes:
- ★ 1 libra de conejo molido, cocido
- ★ 1 taza de hojas de diente de león picadas, bien lavadas
- ★ 2 tazas de harina de avena
- ★ 1 huevo
- ★ 1/4 taza de agua o caldo de conejo sin sal

Método de preparación:
1. Precalienta el horno a 350°F (175°C).

2. En un bol grande, mezcle el conejo molido, las hojas de diente de león, la harina de avena, el huevo y el agua/caldo hasta que se forme una masa.
3. Extienda la masa sobre una superficie enharinada y córtela en formas con un cortador de galletas.
4. Coloque las delicias en una bandeja para hornear forrada con papel pergamino y hornee durante 20-25 minutos o hasta que estén crujientes.
5. Deje que se enfríe por completo antes de servir.

➢ Tiempo de preparación: 20 minutos
➢ Tiempo de cocción: 25 minutos
➢ Tamaño de la porción: Rinde alrededor de 2025 delicias.

Información nutricional: Alto en proteínas y rico en vitaminas A, C y K de las hojas de diente de león.

Consejos: Las hojas de diente de león son conocidas por sus beneficios nutricionales, incluido el apoyo hepático y las propiedades antiinflamatorias, pero asegúrese de que estén libres de pesticidas.

Lonchas de venado y manzana

Descripción: La carne de venado magra combina maravillosamente con la manzana dulce en estas rebanadas de golosinas deshidratadas, que ofrecen una textura masticable que les encanta a los perros.

Ingredientes:
- ★ 1 libra de venado, en rodajas finas
- ★ 1 manzana, sin corazón y en rodajas finas
- ★ Canela (opcional, solo una pizca)

Método de preparación:
1. Precalienta tu horno a 200°F (93°C) o usa un deshidratador.
2. Coloque las rodajas de venado y manzana en una bandeja para hornear forrada con papel pergamino. Si usa canela, espolvoréela ligeramente sobre las rodajas de manzana.

3. Hornee o deshidrate hasta que la carne de venado esté completamente seca y las rodajas de manzana estén masticables, aproximadamente 24 horas, dependiendo del grosor.
4. Deje que se enfríe por completo antes de guardarlo en un recipiente hermético.

> Tiempo de preparación: 10 minutos (más tiempo de marinado si se prefiere)
> Tiempo de cocción: 24 horas
> Tamaño de la porción: varía según el tamaño de la porción; aproximadamente 2030 golosinas.

Información nutricional: El venado es una gran fuente de proteína magra, mientras que las manzanas aportan fibra y vitaminas.

Consejos: Asegúrese de que el venado sea fresco y de origen responsable. Evite agregar azúcar o edulcorantes a las manzanas.

Muffins de búfalo y frambuesa

Descripción: Una combinación única de carne magra de búfalo y frambuesas ricas en antioxidantes, estas magdalenas son una delicia sabrosa y nutritiva para su perro.

Ingredientes:
- ★ 2 tazas de harina integral
- ★ 1/2 libra de búfalo molido, cocido y escurrido
- ★ 1 taza de frambuesas, lavadas y trituradas
- ★ 2 huevos
- ★ 1/4 taza de agua

Método de preparación:
1. Precalienta el horno a 350°F (175°C).
2. En un tazón grande, mezcle la harina integral, la búfala cocida, el puré de frambuesas, los huevos y el agua hasta que estén bien combinados.
3. Vierta la masa en moldes para muffins engrasados, llenando cada taza

aproximadamente dos tercios de su capacidad.

4. Hornee durante 25 a 30 minutos o hasta que al insertar un palillo en el centro de un muffin, éste salga limpio.

5. Deje que los muffins se enfríen por completo antes de servir.

➤ Tiempo de preparación: 20 minutos
➤ Tiempo de cocción: 30 minutos
➤ Tamaño de la porción: Rinde aproximadamente 12 muffins.

Información nutricional: Alto en proteínas y antioxidantes, con fibra de bayas y cereales integrales.

Consejos: Asegúrese de que las frambuesas estén frescas y bien trituradas. Puedes sustituir el agua por caldo sin sal para darle más sabor.

Brochetas de canguro y guisantes dulces

Descripción: Ideales para perros con sensibilidad alimentaria, estos bocadillos ofrecen una nueva fuente de proteínas y el dulzor de los guisantes, lo que los convierte en un bocadillo crujiente y atractivo.

Ingredientes:
- ★ 2 tazas de harina de arroz
- ★ 1/2 libra de canguro molido, cocido y enfriado
- ★ 1 taza de puré de guisantes dulces
- ★ 2 cucharadas de aceite de oliva
- ★ 1 huevo

Método de preparación:
1. Precalienta el horno a 350°F (175°C).
2. Combine la harina de arroz, la carne de canguro, el puré de guisantes dulces, el aceite de oliva y el huevo en un tazón hasta que la mezcla forme una masa.

3. Estire la masa y córtela en las formas deseadas con un cortador de galletas.

4. Coloque las galletas en una bandeja para hornear forrada con papel pergamino y hornee durante 20 minutos o hasta que estén crujientes.

5. Deje que se enfríe por completo antes de servir o guardar.

➤ Tiempo de preparación: 15 minutos
➤ Tiempo de cocción: 20 minutos
➤ Tamaño de la porción: Rinde aproximadamente 24 instantáneas, según el tamaño.

Información nutricional: Una gran fuente de proteínas magras y vitaminas, baja en grasas e hipoalergénica para la mayoría de los perros.

Consejos: La carne de canguro es una fuente de proteína magra y sostenible; asegúrese de que esté bien cocido antes de usarlo.

Cecina de bisonte y mango

Descripción: Esta cecina combina la proteína magra del bisonte con el sabor dulce y picante del mango, creando una delicia masticable y sabrosa que también está repleta de nutrientes.

Ingredientes:
- ★ 1 libra de carne de bisonte, en rodajas finas
- ★ 1 mango maduro, hecho puré

Método de preparación:
1. Precalienta tu horno a 175°F (80°C) o usa un deshidratador.
2. Marinar las rodajas de bisonte en el puré de mango durante al menos 4 horas en el frigorífico.
3. Coloque las rodajas de bisonte marinadas en una bandeja para hornear forrada con papel pergamino.
4. Seque en el horno o deshidratador hasta que la carne esté masticable y libre de

humedad, aproximadamente 36 horas dependiendo del grosor.

5. Deje que la cecina se enfríe por completo antes de servir.

➤ Tiempo de preparación: 4 horas (marinado) + 20 minutos (preparación)
➤ Tiempo de cocción: 36 horas
➤ Tamaño de la porción: varía según el tamaño de las rebanadas; Generalmente produce alrededor de 20 tiras.

Información nutricional: Rica en proteínas y vitaminas A y C procedentes del mango.

Consejos: Asegúrese de que el bisonte esté cortado en rodajas muy finas para que se seque y se pueda masticar de manera óptima. Guarde siempre la cecina en un recipiente hermético para mantenerla fresca.

Galletas De Arenque Y Avena

Descripción: Los ácidos grasos omega3 del arenque hacen que estas galletas sean excepcionalmente saludables, mientras que la avena proporciona un impulso de fibra beneficioso para el corazón.

Ingredientes:
- ★ 2 tazas de harina de avena
- ★ 1 lata de arenque deshuesado y sin piel en agua, escurrido
- ★ 2 huevos
- ★ 1 cucharada de harina de linaza (opcional para obtener más omega3)

Método de preparación:
1. Precalienta el horno a 350°F (175°C).
2. En un tazón, combine el arenque, la harina de avena, los huevos y la harina de linaza hasta que se forme una masa.

3. Estirar la masa y cortarla en formas con un cortador de galletas.

4. Coloque las galletas en una bandeja para hornear forrada con papel pergamino y hornee durante 20-25 minutos hasta que estén firmes y ligeramente doradas.

5. Deje que se enfríe por completo antes de servir.

> ➢ Tiempo de preparación: 15 minutos
> ➢ Tiempo de cocción: 25 minutos
> ➢ Tamaño de la porción: Rinde aproximadamente 24 galletas, según el tamaño.

Información nutricional: Rico en ácidos grasos omega3 y fibra, bueno para la salud del corazón y del pelaje.

Consejos: El arenque debe estar sin sal y conservarse en agua, no en aceite. Estas galletas se pueden guardar en el frigorífico para prolongar su frescura.

Palitos de atún y zanahoria

Descripción: Estas barritas combinan la proteína magra del atún con el betacaroteno y la fibra de las zanahorias, creando una delicia nutritiva y sabrosa.

Ingredientes:
★ 1 lata (6 oz) de atún en agua, escurrido
★ 1 taza de zanahorias ralladas
★ 2 tazas de harina integral
★ 1 huevo
★ Agua según sea necesario para formar la masa.

Método de preparación:
1. Precalienta el horno a 350°F (175°C).
2. En un bol grande, mezcle el atún, las zanahorias ralladas, la harina integral y el huevo. Agrega agua lentamente hasta que se forme una masa.

3. Enrolle la masa en palitos o en las formas deseadas y colóquela en una bandeja para hornear forrada con papel pergamino.
4. Hornee durante 202-5 minutos o hasta que los palitos estén firmes y ligeramente dorados.
5. Déjalos enfriar completamente antes de servir.

➢ Tiempo de preparación: 15 minutos
➢ Tiempo de cocción: 25 minutos
➢ Tamaño de la porción: Rinde unas 20 barritas, según el tamaño.

Información nutricional: Rico en proteínas y vitamina A, que favorece la salud ocular y la función inmune.

Consejos: Asegúrese de que el agua de la lata de atún esté completamente drenada para evitar que las golosinas se empapen. Las barras se pueden almacenar en un recipiente hermético para mantenerlas frescas.

Cubitos de hígado de pavo y arándanos

Descripción: Combinando el hígado de pavo rico en nutrientes con arándanos llenos de antioxidantes, estos cubos son un regalo perfecto para apoyar la salud de su perro.

Ingredientes:
- ★ 1 libra de hígado de pavo, hecho puré
- ★ 1/2 taza de arándanos frescos, finamente picados
- ★ 2 tazas de harina integral
- ★ 1/4 taza de caldo de pollo bajo en sodio

Método de preparación:
1. Precalienta el horno a 350°F (175°C).
2. Mezcle el hígado de pavo en puré, los arándanos picados, la harina integral y el caldo de pollo hasta que se forme una masa espesa.

3. Extienda la masa en una fuente para hornear engrasada, de aproximadamente 1/2 pulgada de espesor.
4. Hornee por 30 minutos y luego córtelo en cubos mientras aún está caliente.
5. Deje que se enfríe por completo antes de servir.

- Tiempo de preparación: 20 minutos
- Tiempo de cocción: 30 minutos
- Tamaño de la porción: Rinde alrededor de 36 cubos, según el tamaño.

Información nutricional: Alto en proteínas y hierro del hígado, con vitaminas C y E de los arándanos.

Consejos: El hígado de pavo debe manipularse con cuidado para evitar la contaminación bacteriana. Estas delicias deben guardarse en el frigorífico.

Galletas de corazón de pollo y arroz

Descripción: Estas galletas ofrecen una mezcla nutritiva de corazón de pollo, rico en taurina, y arroz integral, que aporta vitaminas y minerales esenciales.

Ingredientes:
- ★ 1 taza de corazones de pollo picados, cocidos
- ★ 2 tazas de harina de arroz integral
- ★ 1 huevo
- ★ 1/2 taza de agua o caldo de pollo bajo en sodio

Método de preparación:
1. Precalienta el horno a 350°F (175°C).
2. Licue los corazones de pollo cocidos en un procesador de alimentos hasta que quede suave.
3. En un tazón, combine el puré de corazón de pollo, la harina de arroz integral, el huevo

y el agua/caldo hasta que se forme una masa.
4. Estire la masa y córtela en forma de galleta pequeña.
5. Coloque las galletas en una bandeja para hornear forrada con papel pergamino y hornee durante 20-25 minutos o hasta que estén crujientes.
6. Deje que se enfríe por completo antes de servir.

➤ Tiempo de preparación: 20 minutos
➤ Tiempo de cocción: 25 minutos
➤ Tamaño de la porción: Rinde unas 30 galletas, según el tamaño.

Información nutricional: Rica en proteínas y aminoácidos esenciales, especialmente taurina, beneficiosa para la salud del corazón.

Consejos: Asegúrese de que los corazones de pollo estén completamente cocidos antes de hacer puré para evitar cualquier riesgo de contaminación bacteriana. Guarde las galletas en un recipiente hermético para mantener su frescura.

Bocaditos de riñón de res y chirivía

Descripción: Estos bocados combinan riñón de res rico en nutrientes con chirivía dulce y fibrosa, creando una delicia equilibrada y saludable.

Ingredientes:
- ★ 1 taza de riñón de res picado, cocido
- ★ 1 taza de chirivía rallada
- ★ 2 tazas de germen de trigo
- ★ 1 huevo
- ★ 1/4 taza de agua o caldo de res

Método de preparación:
1. Precalienta el horno a 350°F (175°C).
2. Haga puré con el riñón de res cocido en un procesador de alimentos.
3. En un tazón, mezcle el puré de riñón de res, la chirivía rallada, el germen de trigo, el huevo y el agua/caldo hasta que se combinen.

4. Forme la mezcla en trozos pequeños y colóquelos en una bandeja para hornear forrada con papel pergamino.
5. Hornee por 20 minutos o hasta que esté firme y ligeramente dorado.
6. Deje enfriar completamente antes de servir.

➢ Tiempo de preparación: 20 minutos
➢ Tiempo de cocción: 20 minutos
➢ Tamaño de la porción: Rinde aproximadamente 24 bocados, según el tamaño.

Información nutricional:
Proporciona una buena fuente de proteínas, vitaminas y minerales, especialmente vitamina B procedente del riñón de res y fibra de la chirivía.

Consejos: Los riñones de res deben prepararse adecuadamente para eliminar los sabores fuertes; hervir antes de hacer puré puede ayudar. Las chirivías añaden un dulzor natural que puede atraer el paladar de los perros.

Cuadritos de hígado de bacalao y espinacas

Descripción: Ricos en ácidos grasos omega3 y vitaminas, estos cuadrados combinan los beneficios nutricionales del hígado de bacalao y las propiedades ricas en hierro de las espinacas, ofreciendo un tratamiento que mejora la salud.

Ingredientes:
- ★ 1 taza de hígado de bacalao, cocido y finamente picado
- ★ 2 tazas de espinacas frescas, finamente picadas
- ★ 2 tazas de harina integral
- ★ 1 huevo
- ★ 1/4 taza de agua o caldo de pescado

Método de preparación:
1. Precalienta el horno a 350°F (175°C).
2. En un tazón grande, mezcle el hígado de bacalao, las espinacas, la harina integral, el

huevo y el agua/caldo hasta que se forme una masa.

3. Presione la masa en una fuente para hornear cuadrada y engrasada, creando una capa uniforme.
4. Hornee por 30 minutos o hasta que los bordes comiencen a dorarse.
5. Córtelos en cuadritos mientras aún están calientes y déjelos enfriar por completo antes de servir.

➢ Tiempo de preparación: 20 minutos
➢ Tiempo de cocción: 30 minutos
➢ Tamaño de la porción: Rinde aproximadamente 24 cuadrados, según el tamaño.

Información nutricional: Alto en ácidos grasos omega3, vitaminas A y D y hierro.

Consejos: Asegúrese de que el hígado de bacalao se cocine suavemente para conservar su valor nutricional. Las espinacas deben estar frescas y bien lavadas para eliminar cualquier residuo.

Tiras De Caballa Y Calabacín

Descripción: Estas tiras ofrecen una delicia salada con los beneficios del pescado azul y las propiedades hidratantes y bajas en calorías del calabacín, lo que las convierte en un refrigerio ligero perfecto.

Ingredientes:
- ★ 1 taza de caballa, cocida y desmenuzada
- ★ 1 taza de calabacín rallado, exprimido el exceso de agua
- ★ 2 tazas de harina de avena
- ★ 1 huevo
- ★ 1 cucharada de aceite de oliva

Método de preparación:
1. Precalienta el horno a 350°F (175°C).
2. En un bol, mezcle la caballa, el calabacín, la harina de avena, el huevo y el aceite de oliva hasta que estén bien combinados.

3. Estirar la mezcla y cortar en tiras o formas deseadas.
4. Colóquelo en una bandeja para hornear forrada con papel pergamino y hornee durante 20-25 minutos, volteándolo a la mitad, hasta que esté crujiente.
5. Deje enfriar completamente antes de servir.

➢ Tiempo de preparación: 20 minutos
➢ Tiempo de cocción: 25 minutos
➢ Tamaño de la porción: Rinde aproximadamente 24 tiras, según el tamaño.

Información nutricional:
Aporta ácidos grasos omega3, proteínas y vitaminas de la caballa, con hidratación y vitaminas añadidas del calabacín.

Consejos: Asegúrate de quitar todas las espinas de la caballa. Rallar y exprimir los calabacines ayudará a eliminar el exceso de humedad y evitará que las golosinas queden demasiado empapadas.

RECETAS ESPECIALES

Cazuela de carne y calabacín sin cereales (sin cereales)

Descripción: Una cazuela abundante y sin cereales que combina carne magra y calabacín rico en nutrientes, perfecta para perros con sensibilidad a los cereales.

Ingredientes:
- ★ 2 libras de carne molida magra
- ★ 2 calabacines medianos, rallados
- ★ 1 batata, cocida y triturada
- ★ 2 huevos
- ★ 1/4 taza de caldo de res bajo en sodio

Método de preparación:
1. Precalienta el horno a 375°F (190°C).
2. En un tazón grande, mezcle la carne molida, el calabacín rallado, el puré de

camote, los huevos y el caldo de res hasta que estén bien combinados.
3. Transfiera la mezcla a una fuente para hornear engrasada y extiéndala uniformemente.
4. Hornee durante 45 a 50 minutos hasta que la carne esté bien cocida.
5. Déjalo enfriar antes de servir.

> Tiempo de preparación: 15 minutos
> Tiempo de cocción: 50 minutos
> Tamaño de la porción: Rinde aproximadamente 6 porciones.

Información nutricional: Rico en proteínas y nutrientes esenciales procedentes de la carne de vacuno y el calabacín, apto para perros evitando los cereales.

Consejos: Asegúrese de que la carne sea magra para minimizar el contenido de grasa. Enfríe la cazuela por completo antes de cortarla y servirla.

Puré de Camote y Pollo Cachorro (Cachorro)

Descripción: Un puré suave y nutritivo elaborado con pollo tierno y boniato, ideal para cachorros o perros que requieren alimentos más suaves.

Ingredientes:
- ★ 1 libra de pechugas de pollo deshuesadas y sin piel
- ★ 1 batata grande, pelada y cortada en cubitos
- ★ 1 taza de agua o caldo de pollo bajo en sodio

Método de preparación:
1. Hierva las pechugas de pollo y los cubos de camote en agua o caldo hasta que estén completamente cocidos y tiernos.
2. Licue el pollo y el camote en un procesador de alimentos o licuadora,

agregando líquido de cocción según sea necesario para lograr una consistencia suave.
3. Deje que el puré se enfríe antes de servir.

➢ Tiempo de preparación: 10 minutos
➢ Tiempo de cocción: 30 minutos
➢ Tamaño de la porción: Rinde aproximadamente 45 porciones, según el tamaño y el apetito del cachorro.

Información nutricional: Rico en proteínas y vitaminas, especialmente indicado para cachorros en crecimiento.

Consejos: Puede ajustar la consistencia según las preferencias o necesidades dietéticas de su cachorro, agregando más caldo para obtener un puré más diluido.

Gachas Senior de Pavo y Avena (Perros Senior)

Descripción: Una papilla cálida y reconfortante que combina pavo magro con abundante avena, diseñada para ser suave con el sistema digestivo de los perros mayores.

Ingredientes:
- ★ 1 libra de pavo molido
- ★ 1 taza de copos de avena
- ★ 1 manzana, pelada y rallada
- ★ 4 tazas de agua o caldo de pollo bajo en sodio

Método de preparación:
1. Cocine el pavo molido en una olla grande a fuego medio hasta que se dore.
2. Agrega la avena, la manzana rallada y el agua o caldo a la olla.
3. Cocine a fuego lento durante 20 minutos, revolviendo ocasionalmente, hasta que la

avena esté suave y la mezcla se haya espesado.
4. Deje que la papilla se enfríe antes de servir.

➤ Tiempo de preparación: 10 minutos
➤ Tiempo de cocción: 30 minutos
➤ Tamaño de la porción: Rinde aproximadamente 6 porciones.

Información nutricional: Rico en fibra y proteínas, con los beneficios añadidos de las manzanas para la digestión.

Consejos: Asegúrese de que la papilla esté fría y a una temperatura cómoda para que la disfrute su perro mayor. La consistencia se puede ajustar con más o menos líquido según se prefiera.

Harina Digestiva Suave de Pescado y Arroz (Estómagos Sensibles)

Descripción: Un plato suave y de fácil digestión, perfecto para perros con estómagos sensibles, que tiene pescado blanco y arroz como ingredientes principales.

Ingredientes:
- ★ 2 libras de pescado blanco (por ejemplo, bacalao o tilapia), cocido y desmenuzado
- ★ 2 tazas de arroz blanco cocido
- ★ 1 taza de puré de calabaza (sin relleno para pastel)
- ★ 1 cucharada de aceite de oliva

Método de preparación:
1. En una sartén grande, cocine suavemente el pescado en aceite de oliva hasta que se desmenuce fácilmente.

2. Combine el pescado cocido, el arroz blanco y el puré de calabaza en un tazón grande, mezclando bien.
3. Deje que la mezcla se enfríe antes de servir.

➢ Tiempo de preparación: 15 minutos
➢ Tiempo de cocción: 20 minutos
➢ Tamaño de la porción: Rinde aproximadamente 6 porciones.

Información nutricional: Bajo en grasas y alto en proteínas digeribles, la calabaza aporta fibra para ayudar a la digestión.

Consejos: Asegúrese de que el pescado esté bien cocido y deshuesado. La comida se puede triturar para facilitar la digestión, especialmente para perros con estómagos muy sensibles.

Salud de caderas y articulaciones Estofado de cordero y col rizada (perros mayores)

Descripción: Este guiso está diseñado para apoyar la salud de las articulaciones con alimentos ricos en nutrientes. ingredientes como cordero y col rizada, ideal para perros mayores.

Ingredientes:
- ★ 2 libras de carne de cordero, cortada en trozos pequeños
- ★ 2 tazas de col rizada, picada
- ★ 1 camote, en cubos
- ★ 4 tazas de caldo de res o cordero bajo en sodio
- ★ 1 cucharada de aceite de coco

Método de preparación:

1. En una olla grande, calienta el aceite de coco a fuego medio y cocina los trozos de cordero hasta que se doren.
2. Agrega el caldo, los cubitos de camote y la col rizada a la olla.
3. Cocine a fuego lento hasta que el camote esté tierno y el guiso esté bien mezclado, aproximadamente 45 minutos.
4. Deje que el guiso se enfríe antes de servirlo a su perro mayor.

➢ Tiempo de preparación: 15 minutos
➢ Tiempo de cocción: 45 minutos
➢ Tamaño de la porción: Rinde aproximadamente 6 porciones.

Información nutricional: Rico en proteínas, vitaminas A y C y antioxidantes para favorecer la salud y la movilidad de las articulaciones.

Consejos: Asegúrese de que todos los trozos de cordero estén tiernos y fáciles de masticar. El guiso se puede hacer puré para perros con problemas dentales.

Bayas y harina de salmón que estimulan el cerebro (cachorros)

Descripción: Una comida rica en nutrientes para apoyar el desarrollo cerebral de los cachorros, que incluye salmón rico en omega3 y bayas repletas de antioxidantes.

Ingredientes:
- ★ 2 libras de salmón, cocido y desmenuzado
- ★ 1 taza de bayas mixtas (arándanos, frambuesas y moras), trituradas
- ★ 2 tazas de quinua cocida
- ★ 1 cucharada de aceite de linaza

Método de preparación:
1. Mezcle el salmón cocido y desmenuzado con el puré de bayas y la quinua cocida en un tazón grande.

2. Rocíe con aceite de linaza y mezcle bien para asegurar una distribución uniforme.
3. Sirva una vez enfriado, asegurándose de que no queden trozos grandes ni bayas enteras que puedan representar un peligro de asfixia.

➤ Tiempo de preparación: 20 minutos
➤ Tiempo de cocción: No se requiere cocción adicional si los ingredientes están precocidos.
➤ Tamaño de la porción: Rinde aproximadamente 6 porciones.

Información nutricional: Alto en ácidos grasos omega3, antioxidantes y proteínas para apoyar el desarrollo cognitivo y la salud en general.

Consejos: Asegúrese de quitar todas las espinas del salmón. La comida se puede triturar ligeramente o hacer puré para los cachorros más jóvenes.

Delicia de cerdo y manzana sin cereales (sin cereales)

Descripción: Una receta deliciosa y nutritiva sin cereales que combina carne de cerdo magra con manzanas dulces, perfecta para perros con una dieta sin cereales.

Ingredientes:
- ★ 2 libras de carne de cerdo molida magra
- ★ 2 manzanas medianas, sin corazón y ralladas (asegúrese de que no tengan semillas)
- ★ 2 huevos
- ★ 1 taza de espinacas finamente picadas
- ★ 1 cucharada de aceite de oliva

Método de preparación:
1. Precalienta el horno a 350°F (175°C).
2. En un tazón grande, mezcle la carne de cerdo molida, las manzanas ralladas, los huevos y las espinacas hasta que estén bien combinados.

3. Engrase una fuente para horno con aceite de oliva y luego presione la mezcla uniformemente en la fuente.
4. Hornee durante unos 45 a 50 minutos o hasta que la carne de cerdo esté bien cocida.
5. Déjalo enfriar antes de cortarlo en trozos manejables para tu perro.

- Tiempo de preparación: 15 minutos
- Tiempo de cocción: 50 minutos
- Tamaño de la porción: Rinde aproximadamente 6 porciones.

Información nutricional: Alto en proteínas, fibra y vitaminas esenciales, proporcionando una comida equilibrada sin cereales.

Consejos: Asegúrese de que las manzanas estén bien peladas y ralladas, y nunca incluya semillas. Las espinacas deben estar frescas y bien lavadas.

Ensalada Heart Healthy de pollo y aguacate (perros mayores)

Descripción: Esta ensalada combina ingredientes ricos en nutrientes como pollo y aguacate, que son excelentes para mantener la salud del corazón en perros mayores. La inclusión de quinua añade una alternativa de cereales rica en proteínas, mientras que el aceite de oliva ofrece grasas saludables, todo lo cual contribuye al bienestar cardiovascular de su perro mayor.

Ingredientes:
- ★ 2 tazas de pechuga de pollo cocida y desmenuzada (asegúrese de que no tenga piel ni huesos)
- ★ 1 aguacate maduro, pelado, sin hueso y cortado en cubitos

★ 1 taza de quinua cocida (asegúrese de que esté fría)
★ 1/2 taza de perejil fresco picado
★ 1 cucharada de aceite de oliva (una buena fuente de grasas monoinsaturadas)

Método de preparación:
1. Comience asegurándose de que todos los ingredientes estén preparados y a una temperatura fresca. Cocine la quinua según las instrucciones del paquete y déjela enfriar. El pollo debe cocinarse bien y luego desmenuzarse.
2. En un tazón grande, combine el pollo desmenuzado, el aguacate cortado en cubitos y la quinua enfriada.
3. Añade el perejil picado al bol para darle un impulso nutricional adicional y un toque de color.
4. Rocíe el aceite de oliva sobre los ingredientes del bol. Mezcle suavemente la ensalada para distribuir uniformemente el aceite y combine los ingredientes sin triturar el aguacate.

5. Una vez mezclada, sirve la ensalada a temperatura ambiente para que sea más sabrosa y más fácil de digerir para tu perro mayor.

➢ Tiempo de preparación: 20 minutos (si comienza con ingredientes crudos)
➢ Tiempo de cocción: Varía según el método de cocción del pollo y la quinua.
➢ Tamaño de la porción: Rinde aproximadamente 4 porciones, según el tamaño y las necesidades dietéticas de su perro.

Información nutricional: La ensalada tiene un alto contenido de proteínas magras del pollo, grasas saludables del aguacate y aceite de oliva, y fibra de la quinua y el perejil. Es específicamente beneficioso para la salud del corazón y el bienestar general de los perros mayores.

Consejos:

Asegúrese de que el pollo esté cocido sin sal ni condimentos añadidos que puedan ser perjudiciales para los perros.

Siempre consulte con su veterinario antes de introducir nuevos alimentos en la dieta de su perro mayor, especialmente si tiene problemas de salud o restricciones dietéticas existentes.

El aguacate es saludable para los perros en pequeñas cantidades, pero es importante quitarle el hueso y la piel, que pueden ser tóxicos.

Este plato pretende ser un complemento de la dieta equilibrada de su perro, no un sustituto de sus comidas habituales.

Revuelto de carne y huevos para el crecimiento de cachorros (cachorro)

Descripción: Una comida rica en proteínas diseñada para apoyar el rápido crecimiento y desarrollo de los cachorros, que contiene carne de res y huevos como ingredientes principales.

Ingredientes:
- ★ 1 libra de carne molida
- ★ 4 huevos batidos
- ★ 1/2 taza de zanahoria rallada
- ★ 1 cucharada de aceite de coco

Método de preparación:
1. En una sartén, calienta el aceite de coco a fuego medio y cocina la carne molida hasta que se dore.

2. Agregue los huevos batidos a la sartén, revolviendo suavemente para mezclarlos con la carne.
3. Agregue la zanahoria rallada y cocine por 23 minutos más.
4. Deje que la mezcla se enfríe antes de servir a su cachorro.

> Tiempo de preparación: 10 minutos
> Tiempo de cocción: 15 minutos
> Tamaño de la porción: Rinde aproximadamente 4 porciones.

Información nutricional: Rico en proteínas y nutrientes esenciales, y las zanahorias proporcionan betacaroteno para un desarrollo saludable.

Consejos: Asegúrese de que la carne sea magra para minimizar el contenido de grasa. El plato se puede triturar fácilmente para los cachorros más jóvenes o aquellos con dientes sensibles.

Sopa de calabaza y pato para personas sensibles (estómagos sensibles)

Descripción: Una sopa suave y reconfortante elaborada con pato y calabaza, ideal para perros con sistema digestivo sensible.

Ingredientes:
- ★ 2 libras de carne de pato, cocida y desmenuzada
- ★ 2 tazas de puré de calabaza (sin relleno para pastel)
- ★ 4 tazas de caldo de pato o pollo bajo en sodio
- ★ 1 cucharadita de jengibre (opcional, para ayuda digestiva adicional)

Método de preparación:
1. En una olla grande, combine el pato desmenuzado, el puré de calabaza y el caldo. Agregue jengibre si lo usa.

2. Cocine a fuego lento durante 20-30 minutos, permitiendo que los sabores se mezclen.

3. Deje que la sopa se enfríe a una temperatura segura antes de servirla a su perro.

- ➢ Tiempo de preparación: 15 minutos
- ➢ Tiempo de cocción: 30 minutos
- ➢ Tamaño de la porción: Rinde aproximadamente 6 porciones.

Información nutricional: Bajo en grasas y agradable para el estómago, la calabaza proporciona fibra para ayudar a la digestión.

Consejos: Asegúrese de quitar todos los huesos de pato. El jengibre debe usarse con moderación para evitar posibles malestares estomacales.

INTEGRACIÓN DE SUPLEMENTOS EN LAS COMIDAS CASERAS PARA PERROS

Al agregar suplementos a las comidas caseras para perros, es fundamental asegurarse de proporcionar la dosis y el tipo correctos que se adapten a las necesidades específicas de su perro. He aquí cómo hacerlo:

1. *Consulta a tu veterinario*: Siempre hable con su veterinario antes de comenzar con cualquier suplemento nuevo. Pueden recomendar tipos y dosis apropiados según la salud, la edad, el tamaño y las necesidades dietéticas de su perro.

2. *Comprenda las dosis*: Siga las dosis recomendadas en el paquete del suplemento o las proporcionadas por su veterinario. La suplementación excesiva puede ser

perjudicial y provocar desequilibrios de nutrientes o problemas de salud.

3. *Mezclar con las comidas*: Integre los suplementos directamente en la comida de su perro para asegurarse de que consuma la dosis completa. Los polvos se pueden espolvorear encima o mezclar, mientras que se pueden rociar aceites o líquidos sobre la comida. En el caso de las pastillas o cápsulas, es posible que tengas que disfrazarlas con una pequeña porción de comida sabrosa.

4. *La coherencia es clave*: La regularidad es importante para que muchos suplementos sean efectivos. Establezca una rutina para administrarlos consistentemente con las comidas.

INCORPORAR SUPERALIMENTOS A LA DIETA DE TU PERRO

Los superalimentos pueden proporcionar importantes beneficios para la salud cuando se agregan a la dieta de su perro. Aquí hay algunos notables y consejos para incorporarlos:

1. *Arándanos*: Llenos de antioxidantes, fibra y vitaminas, los arándanos pueden ayudar a combatir el estrés oxidativo y la inflamación. Mezcle un pequeño puñado en la comida de su perro o úselos como golosinas saludables.

2. *Calabaza*: La calabaza, rica en fibra y betacaroteno, ayuda a la digestión y favorece la salud ocular. Mezcle calabaza natural, cocida o enlatada (no relleno de pastel) con la comida de su perro, asegurándose de que no tenga azúcar ni especias.

3. *Espinacas*: Cargadas de vitaminas A, C y K, además de hierro y antioxidantes, las espinacas favorecen la salud en general. Píquelo finamente y mézclelo con las comidas de su perro en pequeñas cantidades para evitar el riesgo de cálculos renales.

4. *Salmón*: El salmón, una gran fuente de ácidos grasos omega3, favorece la salud de la piel, el pelaje y la cognitiva. Ofrezca salmón cocido y deshuesado como parte de sus comidas o refrigerios.

5. *Semillas de chía*: Estas semillas son ricas en ácidos grasos omega3, fibra y proteínas, lo que promueve la salud de la piel, el pelaje y el sistema digestivo. Remoja las semillas de chía en agua y mezcla el gel con la comida de tu perro.

6. *Batatas*: Una opción de carbohidratos rica en vitaminas y fibra que favorece la salud digestiva. Sirva cocido y triturado o como rebanadas masticables deshidratadas.

7. Cúrcuma: Conocida por sus propiedades antiinflamatorias, la cúrcuma puede ayudar con el dolor y la inflamación de las articulaciones. Intégrelo en recetas como especia, pero combínelo con pimienta negra para mejorar la absorción.

Incorporar estos superalimentos a las comidas de tu perro no sólo aumenta su ingesta nutricional sino que también añade variedad a su dieta. Sin embargo, siempre introduzca nuevos alimentos gradualmente para controlar cualquier reacción adversa y consulte con su veterinario, especialmente si su perro tiene problemas de salud o necesidades dietéticas específicas.

TRANSICIÓN A LA COMIDA CASERA

1. *Comience lentamente*: Comience la transición mezclando una pequeña cantidad de comida casera con la comida actual de su perro. Aumente gradualmente la porción casera y disminuya la comida comercial durante un período de 7 a 10 días. Esta transición lenta ayuda al sistema digestivo de su perro a adaptarse sin causar molestias.

2. *Controle el tamaño de las porciones*: Preste atención al tamaño de las porciones para evitar la sobrealimentación. La comida casera puede tener más calorías y nutrientes que la comida comercial, así que ajuste las porciones en consecuencia para mantener un peso saludable.

3. *Observe a su perro*: Esté atento a signos de malestar gastrointestinal, como vómitos, diarrea o estreñimiento, así como cambios en el apetito o los niveles de energía. Estos podrían indicar que la transición es demasiado rápida o que un ingrediente no le sienta bien a su perro.

INTERPRETAR LOS CAMBIOS EN LA SALUD Y LA VITALIDAD

1. *Pelaje y Piel:* Busque mejoras en el pelaje y la piel de su perro, que son buenos indicadores de su salud general. Un pelaje más brillante y menos picazón en la piel pueden indicar que su perro está prosperando con la nueva dieta.

2. *Niveles de energía:* Observe cualquier cambio en los niveles de energía y actividad de su perro. El aumento de la vitalidad y la disposición para jugar o hacer ejercicio son signos positivos de que la nueva dieta es beneficiosa.

3. *Salud Digestiva:* Presta atención a las heces de tu perro, que deben estar bien

formadas y consistentes. Los cambios en la consistencia, frecuencia o color de las heces podrían indicar una intolerancia dietética o la necesidad de un ajuste.

PERSONALIZACIÓN DE RECETAS PARA NECESIDADES INDIVIDUALES

1. Considere las alergias y sensibilidades:
Si su perro tiene alergias específicas o sensibilidad alimentaria, evite los ingredientes que provoquen reacciones. Es posible que tengas que experimentar con diferentes fuentes de proteínas u opciones sin cereales.

2. Incorpora sabores favoritos: Adapte las recetas para incluir los ingredientes preferidos de su perro. Si a tu perro le encanta el pollo, conviértelo en la proteína principal. Para los perros a los que les gustan las zanahorias o las manzanas, agréguelas como extras saludables.

3. *Ajuste según la edad y la salud:* Los cachorros, los perros adultos y las personas mayores tienen diferentes necesidades nutricionales. Los cachorros necesitan más calorías y proteínas para crecer, mientras que las personas mayores pueden beneficiarse de dietas bajas en calorías y suplementos para la salud de las articulaciones. Los perros con problemas de salud como enfermedad renal o diabetes pueden necesitar dietas especializadas diseñadas por un veterinario.

4. *Busque asesoramiento profesional:* Si no está seguro de las necesidades dietéticas de su perro, consulte con un veterinario o un nutricionista canino. Pueden ofrecerle orientación sobre recetas equilibradas y suplementos adecuados para garantizar que su perro reciba todos los nutrientes necesarios.

Si supervisa cuidadosamente la transición de su perro a la comida casera y adapta las recetas a sus preferencias y necesidades, podrá proporcionarle una dieta que respalde su salud y su disfrute.

APÉNDICES

A. Tablas de conversión de medidas

Para ayudarle a preparar recetas con precisión, aquí tiene una tabla de conversión básica para medidas de cocción comunes:

➤ **Conversiones de volumen**
1 cucharada (tbsp) = 3 cucharaditas (tsp)
1 taza = 16 cucharadas (cda)
1 taza = 8 onzas líquidas (fl oz)
1 cuarto (qt) = 4 tazas
1 litro (L) = 4,22675 tazas

➤ **Conversiones de peso**
1 onza (oz) = 28,3495 gramos (g)
1 libra (lb) = 16 onzas (oz)
1 kilogramo (kg) = 2,20462 libras (lb)

B. Tabla de ingredientes de temporada

El uso de ingredientes de temporada puede mejorar la nutrición y el sabor de la comida casera para perros. Aquí tienes una guía básica:

➢ Primavera
Verduras: Espárragos, brócoli, espinacas, guisantes.
Frutas: Fresas, albaricoques.

➢ Verano
Verduras: pimientos morrones, pepino, calabacín, tomates.
Frutas: arándanos, melocotones, sandía.

➢ Caer
Verduras: Calabaza, zapallo, zanahoria, batata.
Frutas: manzanas, peras.

➢ Invierno
Verduras: col rizada, coles de Bruselas, patatas.
Frutas: arándanos, naranjas.

C. Preguntas frecuentes sobre la preparación casera de comida para perros

1. ¿Cómo empiezo a hacer la transición de mi perro a la comida casera?

Comienza mezclando una pequeña porción de comida casera con la dieta actual de tu perro, aumentando gradualmente la porción casera a lo largo de 710 días.

2. ¿Cómo puedo asegurarme de que la comida casera sea nutricionalmente equilibrada?

Consulte con un veterinario o nutricionista de mascotas para asegurarse de que sus recetas satisfagan las necesidades dietéticas de su perro. Incorpore una variedad de proteínas, verduras y cereales, y considere la posibilidad de complementarlos si se lo recomiendan.

3. ¿Se pueden utilizar todas las verduras en la comida para perros?

No, algunas verduras como la cebolla y el ajo son tóxicas para los perros. Siempre investigue o consulte a un profesional antes de introducir nuevos ingredientes.

4. ¿Cuánto tiempo se puede conservar la comida casera para perros?

La comida para perros cocida se puede refrigerar hasta por 5 días o congelar hasta por 3 meses. Guárdelo en recipientes herméticos para mantener la frescura.

5. ¿Es mejor la comida sin cereales para mi perro?

Las dietas sin cereales son necesarias para algunos perros con alergias o sensibilidades específicas, pero no para todos. Consulta con tu veterinario en función del historial de salud de tu perro.

Al consultar estos apéndices, podrá preparar más fácilmente comidas caseras equilibradas y nutritivas para su perro, que satisfagan sus necesidades y preferencias dietéticas específicas.

CONCLUSIÓN

En el camino de mejorar la salud y la felicidad de tu compañero canino a través de la nutrición, *"casero saludable comida y golosinas para perros libro de cocina"* te ha equipado con el conocimiento y las recetas para transformar la dieta de tu perro de adentro hacia afuera. Adoptar comidas caseras no solo fortalece el vínculo entre usted y su amigo peludo, sino que también les proporciona una nutrición sana y equilibrada adaptada a sus necesidades únicas.

A lo largo de este libro, hemos explorado el significado de cada ingrediente, la preparación paso a paso de deliciosas recetas y el placer de ver a su perro prosperar con comidas elaboradas con amor. Las pautas de transición, los consejos sobre suplementos y la tabla de ingredientes de temporada le permiten tomar decisiones informadas y flexibles en la dieta de su perro, garantizando que reciba la mejor atención posible en cada comida.

Recuerde, el camino hacia una salud canina óptima es continuo y evoluciona con la edad, el nivel de actividad y el estado de salud de su perro. El aprendizaje continuo, la observación y la consulta con profesionales veterinarios garantizarán que su dieta casera se mantenga alineada con las necesidades nutricionales de su perro.

Al dar este paso hacia la nutrición casera para perros, te comprometes con el bienestar a largo plazo de tu perro, celebrando la alegría que trae a tu vida ofreciéndole una dieta tan vibrante y llena de amor como el vínculo que compartís. Brindamos por la salud, la vitalidad y la felicidad de su querido canino: que sus momentos compartidos a la hora de comer estén llenos de alegría y el movimiento de una cola de satisfacción.

www.ingramcontent.com/pod-product-compliance
Lightning Source LLC
Chambersburg PA
CBHW052302220526
45471CB00001B/453